AMPLÍA TU CÍRCULO DE AMISTADES

Las claves para hacer nuevos amigos

Por Joachim Gaulin
Traducido por Laura Soler Pinson

Salud y bienestar  50MINUTOS.es

AMPLÍA TU CÍRCULO DE AMISTADES

Las claves para hacer nuevos amigos

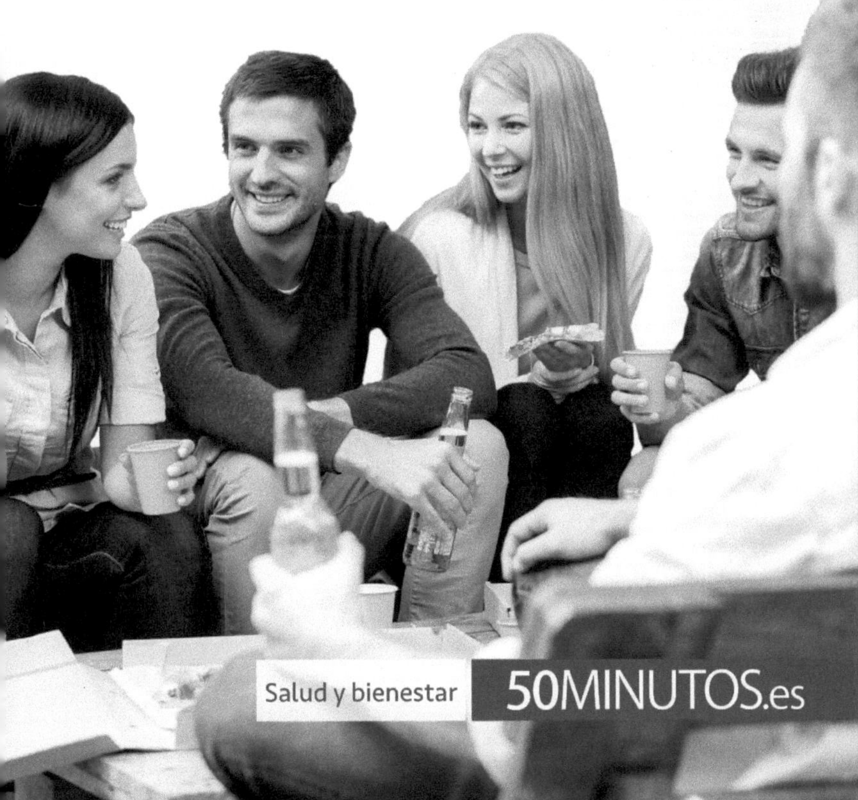

¿Es posible hacer amigos y conservarlos si me mudo a menudo?

¿Cómo conservo mis nuevos amigos?

PARA IR MÁS ALLÁ 57

CÓMO HACER AMIGOS

- **¿Problemática?** ¿Te cuesta conocer a gente nueva que comparta los mismos centros de interés que tú, pero deseas ampliar tu círculo de amigos? ¿Eres tímido y necesitas consejos para interactuar más fácilmente con gente a la que no conoces realmente?
- **¿Meta?** Deja atrás tu soledad y sal a conocer gente para entablar relaciones duraderas.
- **¿Preguntas frecuentes?**
  - ¿Es fácil hacer amigos?
  - ¿La timidez supone un freno para la amistad?
  - ¿Cuáles son los principales obstáculos que nos impiden hacer nuevos amigos?
  - ¿Cuáles son las claves para hacer nuevos amigos?
  - ¿Dónde conozco a nuevos amigos?
  - ¿Es posible hacer amigos y conservarlos si me mudo a menudo?
  - ¿Cómo conservo a mis nuevos amigos?

No es fácil construir amistades duraderas en el mundo hiperconectado en el que vivimos, donde todo el mundo tiene contactos o conocidos, pero poca gente con la que puede contar. Muchos consideran que la amistad es uno de los pilares más importantes de su vida, pero según un sondeo del Instituto francés TNS Sofres, realizado en 2015, un 7 % de los franceses afirma que no tiene amigos.

Es cierto que no siempre resulta fácil conocer a los demás. No obstante, a veces, para abrirnos, basta con poco, con tan solo unos consejos. Tendrás que realizar pequeños esfuerzos para acostumbrarte a intercambiar unas palabras para iniciar una conversación con un desconocido y a mostrarte sonriente y amistoso con las personas que te rodean. A cambio, los beneficios que obtendrás serán enormes. Para los más tímidos, existen páginas web para conocer amigos. No obstante, esto no será más que una etapa previa que te demostrará que tú también puedes conocer a la gente que te rodea. Una vez que cuentes con esta nueva autoconfianza, te será posible salir de tu burbuja para abrirte al mundo y disfrutar de su riqueza.

¿POR QUÉ ME CUESTA HACER AMIGOS?

En el caso de que te resulte difícil hacer amigos, es importante que entiendas el motivo. Puede que no sepas dónde y cómo conocer a gente nueva, pero también puede deberse a un problema relacional más general.

No importa qué bloqueo tengas: armarse de valor merece la pena, ya que la soledad y el aislamiento rara vez son buena compañía.

TE FALTA AUTOCONFIANZA

Probablemente, la falta de confianza es lo que suele suponer dificultades a la hora de crear nuevas relaciones. Las personas que sufren de ello consideran que son inferiores al resto, a veces piensan que jamás llegarán a nada, que no están a la altura, y la consecuencia es que acaban aislándose. Este sentimiento de no encontrar su sitio, de no ser lo suficientemente buenas, les impide salir al encuentro de los demás, sobre todo porque tienen miedo de que no se las considere interesantes o de ser rechazadas.

Para recuperar la autoestima que has perdido, tendrás que armarte de paciencia y concentrarte en dos puntos básicos: dejarte llevar y ser tolerante, sobre todo contigo mismo. La meditación puede ayudarte, ya que te permitirá cambiar la opinión que tienes sobre ti mismo y ver la vida con otros ojos. Tu entorno se convertirá en tu aliado durante esta búsqueda, ya que cuando seas consciente del reconocimiento que sienten tus seres cercanos, lograrás recobrar la autoconfianza.

TIENES MIEDO A QUE TE JUZGUEN

El miedo a que los demás te juzguen y a no gustarles está relacionado con la falta de autoconfianza y también puede convertirse en un freno a la hora de abrirse a los demás. Su mirada puede impedir que seas tú mismo o que expreses tu opinión por miedo a ser rechazado o, simplemente, por miedo a hacer el ridículo.

En este caso, se trata de un mecanismo de defensa completamente normal que te impide sacar a la luz tu verdadera personalidad y estar en armonía contigo mismo. Por lo tanto, en una situación así, es importante que seas consciente de que tú eres tu peor enemigo y no la persona que se encuentra en frente de ti y a quien, *a priori*, le gustaría aprender a descubrirte. Al desactivar este mecanismo de defensa, conseguirás ampliar tu red de conocidos. Para lograrlo, es importante que, primero, aprendas a conocerte, a descubrir tus deseos, tus pasiones, y a escucharte. En un debate, no dudes en dar tu opinión acerca de pequeñas cosas en primer lugar. A fuerza de expresarte, conseguirás aumentar tu seguridad y tu autoconfianza.

ERES TÍMIDO

La timidez supone un problema en las relaciones con los demás si cobra demasiado protagonismo, si está demasiado marcada. En efecto, a algunas personas les resulta difícil expresarse cuando están en grupo porque no les gusta ser el centro de atención. Por lo tanto, a menudo se mantienen en segundo plano y participan poco en los debates.

Aun así, puedes superar la timidez empezando

por interesarte por una sola persona dentro de ese grupo y centrándote en las cosas que puedes descubrir conversando con ella. Después, puedes pasar a interactuar con el resto de miembros del grupo.

No obstante, la timidez no tiene por qué suponer un obstáculo e, incluso, cuando es poco importante, presenta ventajas considerables. En efecto, con frecuencia, las personas tímidas son líderes excelentes, ya que saben valorar a los demás y prestan más atención a lo que cada uno necesita. Además, son muy observadoras, una cualidad que normalmente va de la mano con la capacidad de escucha, un punto esencial cuando hablamos de amistad.

Al final, es importante recordar que la timidez, si no es enfermiza, no es un defecto que haya que superar, sino una forma de ser que hay que domar para que no se convierta en un freno en tu vida social.

TEMES EL CONFLICTO

Quizás odias las tensiones y haces cualquier cosa con tal de no provocarlas. Por consiguiente, también te cuesta decir que no y tiendes a unirte a la opinión general, incluso cuando esta no era tu opinión inicial. O, incluso, para evitar ofender a los demás, prefieres no posicionarte, algo que puede irritar a algunos de tus seres cercanos.

Para solucionar esto, tienes que aprender a reafirmarte y a no tener miedo de expresar tus opiniones, incluso si no siguen la misma línea que el resto. Al contrario de lo que crees, afirmar claramente —pero no agresivamente— tu posición no provocará que la gente salga corriendo; al contrario, esto les ayudará a aprender a conocerte a ti y a conocer tus ideales. Si tu entorno te incita a tomar decisiones, incluso aunque apenas revistan importancia, y si te anima a expresar tu punto de vista, puede ayudarte en este proceso.

ERES AUTORITARIO

Para ti, lo importante es controlar las cosas, ser justo, equitativo y eficaz. Otorgas mucha más atención y confianza a las personas asertivas, honestas y que tienen una personalidad fuerte. Eres intachable y pones energía en todo que haces. Por lo general, aceptas fácilmente ayudar a los demás, pero sientes la necesidad de tomar el mando de las operaciones y esperas que se te agradezca el gesto. Si bien este tipo de personalidad puede resultar conveniente para algunos, lo cierto es que puede exasperar a otros, que considerarán que este autoritarismo es una demostración de soberbia. Por lo tanto, estarás cerrando las puertas a toda una serie de personas que podrían haberse convertido en buenos amigos.

Así, es importante que logres dejarte llevar y que tomes más en cuenta a los demás y sus necesidades. Quizás sienten que los estás avasallando con tus actos. Muestra que estás dispuesto a escucharlos. De esta manera, mejorarás naturalmente tu interacción con los demás.

ERES PESIMISTA

Es frecuente que las personas que tienen una vida social poco desarrollada sean pesimistas. A menudo, esto se asocia con una falta de autoconfianza que retroalimenta el problema. Entonces, tendemos a verlo todo negro, a imaginarnos que la relación está destinada al fracaso por una u otra razón. Todo esto impacta en la imagen que reflejamos de nosotros mismos: para los demás, parecemos amargados, ansiosos e, incluso, agresivos, algo que no favorece la interacción.

Por lo tanto, es importante que trabajes sobre cómo concibes tu vida. La mayor parte del tiempo, podemos sacar algo positivo de cada situación. Intenta descubrirlo y aprende a disfrutar de los pequeños placeres de la vida. Pasará tiempo antes de que los valores realmente, pero cuando lo hagas, serás muy feliz. Al ofrecer una imagen positiva de ti, provocarás que la gente se te acerque más.

ERES DESCONFIADO

Puede que te hayas llevado desengaños a raíz de una(s) mala(s) experiencia(s), lo que te lleva a desconfiar de los demás. ¿Un amigo te ha decepcionado profundamente al no haber estado para ti cuando lo necesitabas o al no estar presente para compartir un momento importante de tu vida? O, peor aún, ¿te ha traicionado? ¿Alguien que te parecía simpático en realidad solo estaba interesado en lo que podías ofrecerle? No te quedes con esa mala impresión. Si no has podido sacar algo positivo de algunas relaciones, piensa que estas malas experiencias no son fatídicas.

En cualquier caso, intenta pasar página y no te cierres a los demás.

NO TIENES TIEMPO

Cuando nuestra vida personal ya está bastante completa, por lo general no tenemos tiempo para salir y conocer a gente nueva.

En efecto, entablar nuevas relaciones requiere que invirtamos en ello y, desgraciadamente, puede ocurrir que no podamos dedicarle demasiado tiempo, ya sea por razones familiares o laborales. No obstante, intenta organizarte para tener un hueco al menos una vez por semana para participar en una actividad en la que podrás rodearte de amigos o de nuevas personas. Intenta ser regular y faltar las menos veces posibles a esta cita semanal.

LOS MÉTODOS Y CONSEJOS PARA HACER AMIGOS

¿QUÉ ES LA AMISTAD?

Antes de darte consejos para abrirte a los demás y construir relaciones duraderas, puede resultar útil que analicemos qué es la amistad y por qué es importante.

Para una gran mayoría de franceses, la amistad ocupa un lugar esencial en la vida. Consideran que es beneficioso para su ocio y para su equilibrio personal; un 50 % de ellos incluso cree que es esencial. Para la mayor parte de los encuestados, la amistad, al igual que la familia, permite compartir los momentos de alegría y de felicidad, y también los instantes más dolorosos en los que es importante que nos sintamos apoyados.

Una amistad es auténtica cuando responde a ciertos valores, como el respeto mutuo, la reciprocidad, la igualdad, la confianza y la fidelidad, a pesar del tiempo y de las experiencias. En líneas generales, los verdaderos amigos no abundan, pueden contarse con los dedos de una mano. Por el contrario, obviamente es posible entablar relación con un número mayor de personas con las que puedes compartir momentos más puntuales, pero que también contribuyen a tu equilibrio vital.

AUMENTA TU AUTOCONFIANZA

La mejor manera de entrar en contacto con la gente es aprender a confiar en uno mismo. Todo el mundo puede hacer amigos si así lo desea. El ser humano es un ser social por naturaleza.

De entre las personas que te cruzas cada día, muchas son las que experimentan dificultades relacionales, aunque intentan disimularlas. Empieza por tomar conciencia de que no estás solo en esta situación. Esto evitará que te sientas aislado y desvalorizado. Para tomar conciencia de ello, basta con ver el número de páginas web para conocer amigos que existen en la red y toda la gente que las utiliza. Por supuesto, en un primer momento, estos sitios pueden ayudarte a convencerte sin demasiado compromiso de que tú también puedes ir hacia los demás. De esta manera, podrás contactar con gente que vive cerca de ti y que comparte los mismos centros de interés. En su mayoría, estas plataformas son gratuitas y están bien diseñadas. En cuanto te sientas más cómodo con una persona, solo tendrás que proponerle que quedéis (para una exposición, un restaurante, un espectáculo, una velada, etc.).

ALGUNAS PÁGINAS WEB PARA HACER AMIGOS

Para encontrar a personas con las que compartir tus centros de interés y organizar encuentros en base a ellos, existen muchas páginas web, como *Meetup.com*, *Uolala.com*, *Amigar.com* o *Mobifriends.com*.

Otras páginas se interesan por la cercanía y te proponen que conozcas a las personas que viven cerca de ti para establecer una buena agenda de contactos en ese espacio, pero también con el objetivo de desarrollar una red de solidaridad. En *Coachsurfing.com*, por ejemplo, se organizan grupos en este sentido. En el mundo francófono son conocidos *Peuplade.fr, Voisineo.com* o *Meetinggame.fr.*

Comunícate con los demás

Para recuperar poco a poco tu autoconfianza y favorecer las interacciones, empieza por comunicarte con otras personas sobre temas del día a día que no son susceptibles de generar polémica. Hazlo siempre que puedas, sin intentar complicar la conversación.

Por ejemplo, cuando acudas a la panadería, habla sobre la lluvia y el buen tiempo, y deja a un lado tu miedo a ser rechazado. Por norma general, los comerciantes estarán encantados de conversar contigo, sobre todo si te muestras amable. Haz también el esfuerzo de presentarte a tus vecinos y verás que, a menudo, te darán una buena bienvenida. Por supuesto, para ello tendrás que demostrar un poco de audacia y de valentía para vencer la timidez, pero de nuevo verás que merece la pena.

Si eres padre, entablar una conversación con otros padres a la salida del colegio o durante las actividades extraescolares de tu hijo es una buena táctica. Tampoco dudes en acudir a las reuniones de padres de alumnos.

Cuando te parezca más natural dirigirte a los demás, arriésgate un poco más. Por ejemplo, si te cruzas con un vecino, muestra interés por sus hijos (¿cómo se llaman? ¿Qué edad tienen?). También puedes decidirte a asistir a un partido en un bar de deportes, a espectáculos de improvisación, etc. Intenta acudir con regularidad a un mismo lugar público para tener la oportunidad de cruzarte con las mismas personas. Si se dan las condiciones, conocerás a gente simpática e interactuarás de manera agradable con los demás, hasta que se vayan creando lazos de forma progresiva.

Puede ser que quieras evitar a las personas que no conoces de nada porque esto te incomoda demasiado. Entonces, empieza por dirigirte hacia gente que ya conoces un poco y con la que existe una afinidad (compañeros del trabajo, conocidos, amigos de amigos, etc.). A veces, dar un pequeño paso hacia las personas de tu entorno basta para hacer amigos. No obstante, las primeras veces hay que armarse de valor a la hora de proponer un intercambio de números de teléfono y de correos electrónicos.

Muéstrate afable

Ante cualquier circunstancia, intenta mantener la sonrisa y hablar con ligereza y buen humor. Esto reflejará una imagen positiva de ti e incitará a tu interlocutor a establecer un contacto contigo. Según el estadounidense Dale Carnegie, autor del superventas *Cómo ganar amigos e influir sobre las personas*, «una sonrisa expresa: "Me gusta usted. Me causa felicidad. Me alegro tanto de verlo"» (Carnegie 1996, 31). Tienes que intentar mantener esta felicidad lo máximo posible al interactuar con los demás, ya sea cuando te encuentras frente a alguien o por teléfono.

TRABAJA TU SONRISA

La sonrisa tiene una importancia capital en las interacciones humanas, así que no dudes en observar cómo sonríes usando un espejo. Es importante que esta sea sincera, amplia y espontánea. Evita las sonrisas rígidas que pueden provocar el efecto inverso al esperado. ¡Muéstrate tal y como eres!

Intenta también mirar a tu interlocutor a los ojos. Sobre todo, no rehúyas la mirada de los demás, ya que el contacto visual es muy importante.

Tu postura corporal también es fundamental. En efecto, contribuye a la imagen que das de ti. Si estás encorvado, con los hombros hacia dentro, estás indicando de una manera más o menos clara que sufres de una falta de autoconfianza. Así, corrige tu postura e intenta mantenerte derecho, sin que parezca que estás encorsetado.

Cuando hayas logrado iniciar un diálogo de forma regular con la gente y a superar tus primeros problemas relacionales respetando estos simples consejos, estarás listo para aplicar los siguientes métodos.

ESTABLECE UN VÍNCULO

Entra en contacto con el otro

Para empezar, es más fácil que abordes a una persona sola a que intentes integrarte en un grupo que ya está formado. En función del contexto, puedes preguntar a la persona qué tal está o referirte a una pasión que tenéis en común. Por ejemplo, si salís de una reunión, puedes evocar algunos de los puntos mencionados durante el encuentro.

Para iniciar una conversación sana, tienes que estar a la escucha del otro. Esta escucha debe ser atenta y debe animar a que la otra persona hable de sí misma, de su familia o de sus aficiones. Interésate de verdad por lo que te cuenta tu interlocutor y demuéstraselo. Para ello, ponte en sus zapatos e intenta sentir lo mismo que siente él: es lo que se llama la escucha activa. Cuando le preguntas a alguien qué tal está, hazlo de forma sincera y muestra un interés real por su respuesta. Evita hacer esta pregunta como un simple acto reflejo.

Haz preguntas abiertas para facilitar la conversación y básate en las respuestas para plantear nuevas preguntas. Sé empático y no juzgues, intenta aceptar al otro tal y como es. Procura no interrumpir a la persona para contar una historia mejor que la suya. Espera a que la persona haya terminado lo que tenía que decir para reaccionar y expresar la idea que querías destacar.

No saltes de un tema a otro. Si la persona te habla de cosas serias, que son importantes para él, y cambias a otra cosa rápidamente, esto tenderá a demostrar que no lo escuchabas con atención e, incluso, que ese individuo no te interesaba.

Algunas ideas para iniciar una conversación

No resulta útil que tengas los temas de conversación preparados con antelación, ya que esto puede quitar toda la espontaneidad a tu interacción. No obstante, presentamos algunas ideas que pueden ayudarte a la hora de facilitar tus conversaciones.

Puedes tratar temas clásicos, comodines, como:

- el tiempo. Se trata de un tema que gusta muy especialmente y que te puede llevar

rápidamente a hablar de cosas más perso-
nales (actividades o salidas previstas que
dependen del tiempo, etc.);

- las vacaciones. Esto te permitirá mencio-
nar algunos recuerdos, direcciones útiles,
algunas visitas que te han gustado parti-
cularmente, etc.;
- los niños (sobre todo si tú mismo tienes);
- la actualidad. No obstante, ten cuidado
con algunos temas que pueden ser po-
lémicos, como la política, la religión, el
dinero, etc.

Encuentra a personas que compartan los mismos centros de interés que tú

Para que la interacción sea más fácil, lo ideal
es que encuentres a personas que compartan
los mismos centros de interés que tú y que se
sitúen en la misma franja de edad. Para dar con
los afortunados, la receta es bastante sencilla:
debes practicar actividades que te gustan y que
pueden reunir a personas que compartan una
pasión común.

El deporte es un buen medio para lograrlo.

Puede tratarse de un deporte colectivo preferentemente, pero no exclusivamente. Algunas actividades individuales pueden llevarte a conocer a distintos «adversarios» (en especial, en los juegos de raqueta, donde además es posible jugar en pareja). Las artes marciales también pueden resultar interesantes para compartir una cierta filosofía.

Si no te convence el deporte, no te desanimes. Existen otras actividades, que pueden ir desde cantar en un coro hasta la cerámica, pasando por cursos de enología, de fotografía o, incluso, de cocina. Puede servir cualquier actividad cultural que te interese y que se organice cerca de donde vives.

¿Sabías que...?

Para conocer las actividades que se organizan cerca de donde vives, acude a la página web de tu región o a los foros de las asociaciones de tu ciudad. También puedes pasar por la oficina de turismo o por el ayuntamiento para conseguir una lista con todos los clubes y todas las asociaciones existentes.

También puedes implicarte en asociaciones, caritativas o no. Asimismo, el voluntariado es una buena forma de conocer a gente que comparte un ideal y con la que, sin lugar a dudas, tendrás temas de conversación.

Conoce a gente

Cuando entras en contacto con alguien, es muy importante que memorices el nombre y/o el apellido de esa persona. Por una parte, porque esto demuestra que tienes interés por ella y que la recuerdas y, por otra, porque esto te evitará el apuro de tener que pedirle que te refresque la memoria. Tú mismo debes tener el acto reflejo de presentarte al principio de la conversación, lo que llevará, por lo general, a que tu interlocutor proceda de la misma manera.

Si estás en un club deportivo o en una asociación, en seguida se os presentará la oportunidad de intercambiar vuestros números de teléfono y vuestro correo electrónico. Si no es así, ofrece tú mismo tus datos para incitar a que las personas con las que te llevas bien hagan lo mismo. Estos datos podrán resultar útiles si vuestra relación avanza. Indícales que también pueden contactarte si así lo desean.

Para aprender a conocer mejor a alguien, hay que descubrir lo que le gusta. Así, intenta saber cuáles son sus otros centros de interés (aparte de los que tenéis en común y que han permitido que os conozcáis). Para ello, haz preguntas a la otra persona para animarla a que hable de ella y de lo que le interesa.

Si tienes problemas para iniciar un diálogo, debes saber que una buena forma de lanzarse sin correr riesgos consiste en dirigirse a los organizadores de la actividad en la que participas. Ofréceles tu ayuda y comunícales tu disponibilidad. Si la aceptan, no solo conocerás a los responsables, sino que esto te motivará —e, incluso, te obligará— a estar presente con frecuencia. La gente acudirá a ti de forma natural, ya que formarás parte del equipo, y en seguida conocerás a mucha gente.

Ábrete un poco

Una vez que has iniciado el diálogo o cuando hayas aprendido a conocer al otro un poco más, no dudes en hablar de ti, aunque, obviamente, eso no significa que debas convertirte en el tema principal de vuestra interacción. En efecto, de un monólogo jamás nacerá una relación. Habla de tu entorno familiar y de tu vida privada sin entrar demasiado en detalle. De esta forma, permitirás que el otro descubra tu personalidad, a la vez que le demuestras que se está construyendo una especie de confianza. Además, esto ayudará a que tu interlocutor se sienta en confianza y a que vuestra relación avance.

HAZTE QUERER

Respeta las opiniones distintas

Para hacerse querer, es muy importante que respetes las opiniones de las personas que no están necesariamente de acuerdo contigo. Así, hay que demostrar una gran apertura de mente y acoger con gusto las ideas que se alejan de las tuyas, sin encerrarte en tus propias convicciones o tus creencias. Si no estás de acuerdo, intenta entender el punto de vista del otro e interactuar tranquilamente, sin crear tensiones sobre el tema. Escucha los argumentos de tus interlocutores y, si te das cuenta de que estás equivocado, reconócelo en seguida. Si te muestras receptivo a esas nuevas ideas, podrás conocer a gente que quizás te cambie la vida.

Pon de relieve tus cualidades y tus pequeños defectos

Para parecer simpático, obviamente es necesario que pongas de relieve tus cualidades, las que reflejan una imagen positiva de ti. Si, por ejemplo, tienes sentido del humor, no dudes en utilizarlo; se trata de una excelente ventaja. No obstante, intenta evitar las historias graciosas en las que aparezca alguna comunidad en particular, ya que esto podría sentar mal. De la misma manera, si eres experto en un área, hazlo saber sutilmente, ya que eventualmente podrán preguntarte sobre el tema. Lo importante es que destaques con discreción, sin que nunca muestres soberbia.

También puedes hacer alusión a algunos de tus pequeños defectos —sin exagerar—, como por ejemplo tu gula, tu lado despistado o tu torpeza, ya que esto puede despertar la simpatía de los demás. Tu sinceridad les permitirá sentirse cómodos contigo.

Sea como sea, sé tú mismo en cualquier situación. Si quieres hacer amigos de verdad, es fundamental que te quieran por lo que eres y no por la imagen que buscas dar, ya que en ese caso el otro podría sentirse engañado cuando descubriese la verdad.

Pasa tiempo con los demás

Para que pueda surgir una relación a partir de las primeras interacciones, es importante que puedas dedicar tiempo a los demás. Por lo general, resulta bastante fácil cuando os habéis conocido en un club deportivo o en una asociación que organiza encuentros con frecuencia. No obstante, hay que intentar programar momentos para veros fuera de este contexto.

Si te sientes capaz, invita a la otra persona a beber un trago o propón actividades o salidas por la noche o el fin de semana (caminatas, cine, correr, etc.). Esto supone que conoces un poco los gustos de la persona y que los compartes. Imaginemos que formáis parte de un club de fútbol y que animáis al mismo equipo. ¿Por qué no organizar una salida para ir a ver un partido juntos? Si el otro da el primer paso antes que tú, no te olvides de que después te tocará a ti invitarlo.

Cuando te lleves bien con alguien y disfrutes de las conversaciones que tenéis, del tiempo que pasáis juntos, de vuestras interacciones sobre cualquier tema, incluidos los relacionados con la esfera privada, cabe esperar que esta relación se transforme en una verdadera amistad. Esta puede formarse de forma progresiva, con el paso del tiempo, a medida que las personas aprenden a conocerse y a quererse o, por el contrario, puede construirse en seguida si hay complicidad y ambas se comprenden a la perfección.

ALGUNAS ACTITUDES QUE PUEDES ADOPTAR PARA DESARROLLAR UNA RELACIÓN AMISTOSA

- Intenta ser positivo. Por lo general, la gente se siente más cómoda con aquellos que se quedan con el lado bueno de la vida. Siguiendo esta lógica, evita los discursos negativos que contradicen o critican. Siempre resultan desagradables para el interlocutor y, además, dan una mala imagen de ti.
- Evita que te repitan lo que ya te han dicho y que se supone que has retenido.
- Evita olvidar momentos importantes para el otro.
- Si haces bromas, asegúrate de que no existe la ambigüedad. No todo el mundo tiene el mismo sentido del humor, y algunas bromas pueden malinterpretarse o pueden herir sin querer.
- No juzgues a la gente si no la conoces. Espera a saber algo más sobre ellos antes de formarte una opinión (e incluso en ese

caso, no des por supuesto que tu opinión es inamovible; debes ser consciente de que las personas evolucionan constantemente, incluido tú).
- Anima a la gente y estate presente en los momentos buenos y malos.
- Evita llegar tarde a una cita. Aunque algunas personas no se enfadarán por unos minutos de retraso, otras se exasperarán. Por lo tanto, pon todo de tu parte para ser puntual. Si surge algún problema, avisa sistemáticamente a la persona y pide perdón.
- De forma general, cuando dices que harás algo, hazlo. Es la mejor forma de que la gente confíe en ti y de que tú demuestres que eres alguien de confianza.

Conseguirás un amigo de verdad cuando ambos sepáis que podéis contar con el otro en caso de necesidad. Tal y como dice el refrán, los buenos amigos están a las duras y a las maduras. En efecto, tienes que estar dispuesto a gastar tiempo y energía si la otra persona así lo requiere.

¿CÓMO CONSERVO A MIS AMIGOS?

Para que una amistad sea duradera, hay que cuidarla. No obstante, cada uno tiene su personalidad y su forma de ver las relaciones, por lo que algunos de tus amigos necesitarán verte con mucha frecuencia para conservar este vínculo, mientras que a otros no les molestará si solo los ves unas veces al año. Tú serás quien tendrá que adaptarse para dedicar tiempo a cada uno de tus amigos en función de sus necesidades y de su concepto de la amistad.

QUÉ BUENAS COSTUMBRES TENGO QUE ADOPTAR

Debes evitar sistemáticamente esperar a que la otra persona te llame. Tú también puedes descolgar el teléfono o enviar un mensaje para poneros al día o para saludar de vez en cuando. Se trata de no perder el contacto con tus amigos y acordarte de ellos.

La amistad debe manifestarse de manera recíproca. Así, para conservar una relación, no dudes en corresponder a la otra persona. Si te invitan a una cena con amigos, tú también deberás recibir a tus amigos. Es de lo más normal que todos acudan a casa de los demás, en vez de que siempre le inviten a uno. De la misma forma, toma la iniciativa y programa momentos agradables para pasar con tus amigos, ya sea para ir al cine, al restaurante, para hacer deporte, tirolina, *paintball* o, simplemente, para ir a tomar un trago.

Felicita los cumpleaños y no dudes en dar un pequeño regalo; eso también es lo que diferencia a los conocidos de los verdaderos amigos. De vez en cuando, incluso puedes organizar un cumpleaños sorpresa. Asimismo, debes estar presente en los grandes momentos (boda, nacimiento, bautizo, etc.). Intenta «celebrar la ocasión» mostrando tu amistad.

También debes estar disponible cuando las cosas vayan mal, como por ejemplo cuando se produce una pérdida, una separación o una enfermedad. Si tus amigos te necesitan, muéstrate a la altura y demuéstrales que están entre tus prioridades.

Por otra parte, si tienes un amigo de verdad, puede pasar que te cuente secretos. Obviamente, es fundamental que sepas guardar para ti todo lo que te dice y que nunca lo difundas. Tus amigos deben saber que eres digno de confianza. A cambio, tienes que poder confiar totalmente en ellos y confiarles cosas que te importan.

La amistad es esencial para el desarrollo personal del ser humano, que es un fundamentalmente un ser social. Para algunos, es incluso uno de los regalos más bonitos de la vida, ya que se basa en valores como el respeto y la confianza. Ofrece un marco que da seguridad y que proporciona autoconfianza, permite sentirse amado y ser uno mismo en la relación con el otro. Sentirse rodeado de amigos fieles contribuye a la felicidad y permite comprender la vida de una forma distinta.

PREGUNTAS FRECUENTES

¿ES FÁCIL HACER AMIGOS?

Hacer amigos no es muy difícil cuando sabemos maximizar nuestras posibilidades. Cuando conozcas a personas que te parezcan simpáticas, tendrás que ingeniártelas para acercarte a ellas escuchándolas con atención y mostrándote agradable y abierto. En seguida verás con qué personas podrás crear vínculos de amistad y, de esta manera, observarás por ti mismo que hacer amigos es relativamente fácil.

¿LA TIMIDEZ SUPONE UN FRENO PARA LA AMISTAD?

La timidez puede suponer un freno para la amistad cuando impide que la persona que la sufre vaya hacia los demás y se abra a ellos. Salvo algunas personas que, espontáneamente, dan un paso hacia personas aisladas o tímidas, la mayor parte del tiempo estas últimas tendrán que hacer un esfuerzo para dirigirse a los demás. La timidez también puede resultar problemática si durante una conversación la persona tímida se encierra en sí misma. No obstante, es importante que recordemos que no se trata de un defecto que debemos superar, sino simplemente de una forma de ser que debemos controlar para que no se convierta en un freno.

Así, si quieres hacer amigos, es básico que aprendas a dominar tu timidez. Superar el miedo a que te juzguen te hará más feliz. De todas formas, tendrás que conservar tu disposición a escuchar, ya que constituye una de las claves de la amistad.

¿CUÁLES SON LOS PRINCIPALES OBSTÁCULOS QUE NOS IMPIDEN HACER NUEVOS AMIGOS?

Aparte de la timidez, algunos elementos complican las posibilidades de hacer nuevos amigos, como por ejemplo criticar a las personas que no están presentes, porque esto podría hacer que la gente desconfiara de ti. Igualmente, hacer bromas inadecuadas hará que tus interlocutores se pongan sobre aviso. Pero lo que constituye realmente un obstáculo con mayor frecuencia es el hecho de no escuchar lo que la gente dice, llevando siempre la conversación a uno mismo (como si lo que tuviera que ver con nosotros fuera siempre mejor o más importante que lo que nos dice el otro).

¿CUÁLES SON LAS CLAVES PARA HACER NUEVOS AMIGOS?

Para que la gente te quiera, primero tienes que demostrar tu amabilidad. En líneas generales, sonreír siempre da una imagen agradable de ti a los demás. Haz ver que estás a la escucha y que estás atento a lo que los demás te dicen. De vez en cuando, habla un poco de ti para que aprendan a conocerte mejor y para que podáis superar la fase de relación superficial. No dudes tampoco en alabar a la gente siempre y cuando lo digas sinceramente. Para acabar, cuanto más tiempo pases con la gente y con mayor frecuencia compartas actividades con ellos, más podréis acercaros y más probabilidades habrá de que os convirtáis en verdaderos amigos.

¿DÓNDE CONOZCO A NUEVOS AMIGOS?

Sin lugar a dudas, donde más posibilidades tendrás de hacer amigos será en el marco de actividades deportivas, culturales o asociativas. En un contexto deportivo, estarás obligado a compartir con el otro y a contar con él, sobre todo si se trata de actividades de grupo. Por su parte, las actividades culturales o asociativas te permitirán conocer a gente que tenga los mismos centros de interés o los mismos valores que tú.

¿ES POSIBLE HACER AMIGOS Y CONSERVARLOS SI ME MUDO A MENUDO?

Cuando nos mudamos, es normal que haga falta un tiempo prudencial para entablar relaciones con nuestro nuevo entorno. En cuanto te ubiques en el terreno, pon todo de tu parte para maximizar tus posibilidades y sal a conocer gente.

Si te mudas con frecuencia, pero deseas conservar las relaciones que has creado, tendrás que ponerte en contacto con tus amigos repetidamente, ir a visitarlos de vez en cuando e invitarlos a pasar unos días en tu casa si llega el caso. Por ejemplo, para coincidir de nuevo, puedes organizar vacaciones conjuntas o disfrutar de las fiestas señaladas como Año Nuevo.

¿CÓMO CONSERVO MIS NUEVOS AMIGOS?

Es muy importante que cuides la amistad teniendo pequeños detalles con el otro. El simple hecho de enviar una postal cuando estás de vacaciones o de interesarte por el otro de vez en cuando es esencial, ya que de lo contrario corres el riesgo de no estar presente en los momentos en los que te necesitará. Para acabar, tus verdaderos amigos tendrían que recibir información con frecuencia de los grandes avances o cambios que suceden en tu vida.

¡Tu opinión nos interesa!
*¡Deja un comentario en la página web de tu
librería en línea,
y comparte tus favoritos en las redes sociales!*

PARA IR MÁS ALLÁ

FUENTES BIBLIOGRÁFICAS

- Carnegie, Dale. 1996. *Cómo ganar amigos e influir sobre las personas*. Rosario: Eleven. E-book en PDF.

- Kant, Emmanuel. 1985. "Doctrine de la vertu". *Métaphysique des moeurs. Deuxième partie.* París: Librairie philosophique J. Vrin.

- Plateau, Fanny. s.f. "Journée mondiale de l'amitié: c'est quoi l'amitié en 2015?". *Avantages*. Consultado el 11 de octubre de 2017. http://www.magazine-avantages.fr/,journee-mondiale-de-l-amitie-c-est-quoi-l-amitie-en-2015,183841.asp